针〉灸〉经〉典〉医〉籍〉必〉读〉丛〉书

备急灸法

南宋·闻人耆年 著

南宋·孙炬卿 辑刊

翟文敏 田思胜 田虎 校注

中国健康传媒集团
中国医药科技出版社 ·北京

内容提要

《备急灸法》为闻人耆年所著，成书于宝庆二年，较为详细地论述了治疗心痛、牙痛、痈疽等22种急性病证的灸治方法，书中还附简明图说。其灸法处方均出自历代名医之手，为后世了解和研究这些医家提供了宝贵线索。淳祐五年孙炬卿附加《骑竹马灸法》和《竹阁经验备急药方》，仍以《备急灸法》为名，重刊传世。《骑竹马灸法》主要介绍骑竹马灸的操作。《竹阁经验备急药方》介绍了36个证候及其处方，多为有效验方。本次整理以清光绪十六年庚寅本为底本进行校注。

图书在版编目（CIP）数据

备急灸法／（南宋）闻人耆年著；翟文敏，田思胜，田虎校注. -- 北京：中国医药科技出版社，2025.9.
（针灸经典医籍必读丛书）. -- ISBN 978 - 7 - 5214 - 5329 - 4

Ⅰ. R245.8

中国国家版本馆 CIP 数据核字第 20251LX061 号

美术编辑　陈君杞
版式设计　南博文化

出版　**中国健康传媒集团** | 中国医药科技出版社
地址　北京市海淀区文慧园北路甲 22 号
邮编　100082
电话　发行：010 - 62227427　邮购：010 - 62236938
网址　www. cmstp. com
规格　880 × 1230mm $^{1}/_{32}$
印张　$1\,^{3}/_{4}$
字数　33 千字
版次　2025 年 9 月第 1 版
印次　2025 年 9 月第 1 次印刷
印刷　北京侨友印刷有限公司
经销　全国各地新华书店
书号　ISBN 978 - 7 - 5214 - 5329 - 4
定价　20.00 元

获取新书信息、投稿、为图书纠错，请扫码联系我们。

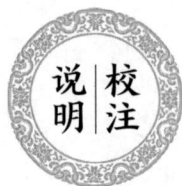

《备急灸法》作者闻人耆年，槜李（今浙江嘉兴）人。自幼习医，凡古人一方一技，悉心讲求其要，居乡四五十年，以此养生，亦以此利人。学术上推崇名医张涣的《鸡峰普济方》，广泛收集古代名医的艾灸治疗方法和经验，经过亲身实践，将平素试用有效的急证简易灸方，于宝庆二年（1226）仿照《备急单方》之意，撰成《备急灸法》一书。

淳祐五年（1245）孙炬卿得《备急灸法》蜀刻本，并附加了《骑竹马灸法》和《竹阁经验备急药方》，合而为一，仍以《备急灸法》为名，重刊传世。其中《备急灸法》介绍以灸法为主治疗急性病证，较为详细地论述灸法治疗心痛、牙痛、痈疽、疔疮、腹痛、吐泻、自缢、溺水等 22 种危急病证的灸治方法，并附简明图说。《骑竹马灸法》主要介绍骑竹马灸的操作。《竹阁经验备急药方》共介绍了 36 个证候及其处方，包括单方、复方、内服和外敷药，以及灸法和熏喉法等，亦多为有效验方。

闻人耆年结合多年的临证经验，对外科发背、疔疮、痈疽等热病大胆施灸，提出了热证宜早灸的观点，得到了后世诸多医家的认同。《备急灸法》选入的 22 则灸法处方，均出自历代名医之手，其中孙思邈 9 首，葛洪 6 首，张文仲 2 首，扁鹊、仓公、华佗、徐文伯、甄权各 1 首。以上名医除孙思邈、葛洪有著作传世之外，其他医家均无著作传世，正是通过《备急灸法》，他们的灸法经验才得以流传。因此，在保存古代名医的灸法经验上，《备急灸法》功不可没。

通过《中国中医古籍总目》《中国图书联合目录》等现有目录学著作、网络资源检索及国内各图书馆实地考察得知，本书的原刊本已经失传，传世本都是经过孙炬卿改编的合刊本及据孙本的影刻本和重刻本。现存最早的刊本为清光绪十六年庚寅（1890）十瓣同心兰室藏版，另有光绪十七年辛卯（1891）江宁藩属刻本、光绪十八年壬辰（1892）海宁钟氏刻本，人民卫生出版社1955 年据十瓣同心兰室仿宋本出版了影印本。

本次整理以清光绪十六年庚寅（1890）本为底本，

以人民卫生出版社 1955 年影印本为校本，具体校注原则如下。

1. 采用简体横排版式，加现代标点。

2. 凡底本中的异体字、俗写字，或笔画差错避讳，或明显笔误，均径改作正体字，一般不出注。古字，改为现代通行简化字，不出校记。如"疗疮"原作"丁疮"，"丸"原作"元""圆"等，今一律改作通行者，不另出注。

3. 原书中的小字注释，仍用小字示之。

4. 对个别冷僻字词加以注音和解释。

5. 中药名称尽量规范统一，如"黄蘗皮"改为"黄柏皮"，"瓜蒌根"改为"栝楼根"，不出注。但原文所涉及的一些药物别名，仍作保留，不予更改。

6. 目录中自"瓜蒌酒"以下对标题作精简，正文中保持原貌。

本次校注工作采用对校为主，点校为辅，慎用理校的方式进行，但限于各方面的条件，疏漏之处在所难免，请广大读者不吝指正，以利修正。

校注者
2025 年 6 月

孙序①

　　余十有三岁而失所怙，母氏以教为爱，逾四十无所成，自谓膝下之乐有足以尽此身者，忽抱终天之恨，泪涸而痛不定。试为陈之。母氏素患头风，岁十数作，作必呕痰，加以昏眩，因得默斋抚干叔父乌辛茶方，于是作少疏，虽作亦易愈。近时乌附不易得，每闻入京有便，必以买川乌为先。或它出，亦预合数服以进。前数年或鼻塞不通，或脾弱无味，随证审方，储材合剂，或丸或散，朝构暮成，未尝敢求诸市肆。然头风则年余不作矣。矧又饮食顿忺，但觉脚力微怯，岁旦家常茹素，饭则尽碗羹，亦称美。炬卿私谓，吾母今年七十，而胃府如此，眉寿何疑者。越八日，忽有小红粟粒发右耳旁，次日右颊右目颇肿，命医视之。用药敷贴，脓毒渐出，谓可徐徐抽减，谨重太过，专守"头面不可妄施针砭"之说。有令灸三里穴下抽者，医持不可。未几，其肿愈坚，似疮而根则大，名疖而反无脓，外不热而内不疼。旬日后始窘甚矣。吾母至，谓炬卿曰：汝抄方嗜药，胡为不晓此证。仓忙中罔知所措，更医亦云无策。

---

① 孙序：原无，据体例补。

母氏神识了然，以至不救。日月不居，俄至卒。哭客有携示蜀本《灸经》与《竹马灸法①》者，备述克验，内有鬃疽、疔疮，乃知咸有灸法，而竹马一法则诸证无不治。痛哉！痛哉！何嗟及矣。炬卿平时每虑风在头目，犹谓老人脱有隐疾，可以延寿，幸而头风已瘥，又孰知危证之窃发，喜未几而痛罔极哉。此所以仰天捶心而呕血也。世有此方，吾不早得而见之，吾母不存而其方则存，其方存而后之人有早得而见之者，庶几乎吾母虽无及而犹及人也。遂与乌辛茶方并刊以传焉。吾母，山阴博古石氏也。

淳祐乙巳五月朔孤学乡贡进士孙炬卿序

---

① 竹马灸法：亦称"骑竹马灸法"，是让病人骑跨于竹杠之上施灸的方法。

序

韩昌黎曰：善医者，不视人之瘠肥，察其脉之病否而已矣。脉不病，虽瘠不害；脉病，而肥者死矣。然世有痈疽发背之疾，其起也渐，其发也烈，人往往忽于微芒而昧于不自觉，一旦发暴盛肿，猝不及治。若再误于庸医，靡有不戕其生者。至如穷乡委巷，医药何求？奇疾乍婴，徒嗟束手。余愧不知医，每念及此，未尝不恝焉伤之。贵阳陈衡山醒尹嗜古笃学，尤喜搜石渠金匮之书，曾于扶桑都市得南宋孙炬卿旧刻、团练使张公涣所著《备急灸法》一卷以畀余，曰：此灸法中国不甚概见，盖以世失其传。耳食者习焉不察，每易忽之，苟得此编，按图点穴，如法炷灸，则消患未然，化艰为易。其方药味无多，见功慕速，诚为济世救人之宝筏。余尝考针灸科居十三科之一，宋熙宁、元丰间，特置提举判官设科以教之，当时已信行如斯，其应效有可想见者。细绎此卷，觉男女老少童稚、内外杂症无不可疗，其中骑竹马灸法之良，更他人所未及论。《抱朴子》云：百家之言与经一揆，譬操水者，器虽小而救火同焉。犹施灸者，术虽殊而救疾均焉。况返死回生，孰如灸法之神且速耶？良友针砭之投，何承自秘，爰将原本并余所得《针灸择日编》一并付梓，俾广流传，亦以副衡山济世深心。此二书流落东瀛垂数百载，几无知者，今复归之中国，遍起沉疴，庶知广陵散犹在人间也。

　　光绪十六年岁次庚寅仲夏上杭罗嘉杰少畊氏识于日本横滨理廨

目 录

备急灸法

　　古人云：凡为人子而不读医书，是谓不孝。则夫有方论而不传诸人者，宁不谓之不仁乎？然方书浩博，无虑万数，自非夙昔究心，未易寻检。本朝名医团练使张涣著《鸡峰普济方》外，又立《备急》一卷。其方皆单行独味，缓急有赖者，张公之用心，其可谓切于济人者矣。仆自幼业医，凡古人一方一技，悉讲求其要，居乡几四五十载，虽以此养生，亦以此利人。仆今齿发衰矣，每念施药惠人，力不能逮。其间惠而不费者，莫如针艾之术。然而针不易传，凡仓卒救人者，惟灼艾为第一。今将已试之方，编述成集，锓木以广其传。施之无疑，用之有效，返死回生，妙夺造化。其有稍涉疑难之穴，见诸图书，使抱疾遇患者，按策可愈，庶几少补云。

　　诸发等证_{石痈附}　肠痈　疔疮

　　附骨疽　皮肤中毒风　卒暴心痛

　　转胞小便不通　霍乱　转筋

　　风牙疼　精魅鬼所淫　夜魇不寤

　　卒忤死_{俗谓鬼打冲恶也}　溺水　自缢

急喉痹　鼻衄　妇人难生

小肠气　一切蛇伤　犬咬

狂犬咬毒

屈指量寸法例

以薄竹片或以蜡纸条，量手中指中节横纹，取上下截齐断，为一寸。男左女右。

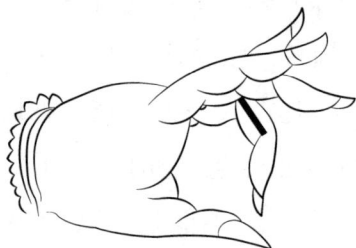

诸发等证一

葛仙翁刻石江陵府紫极宫，治发背、发肩、发髭、发鬓、发肋，及一切恶肿法，以上数种，随其所发处名之也，其源则一，故灸法亦一本。然数种中，死人速者，发背也。其候多起于背胂间，初如粟米大，或痛或痒，色赤或黄，初不以为事，日渐加长，肿突满背，疼痛彻心，数日乃损人，至此则虽卢扁不能治矣。惟治之于初，皆得全生。其余数种，皆依法早治，百无一死。凡觉有患，便用大蒜切片如钱厚^{如无蒜，用净水和泥捻如钱样用之}，贴在疮头上^{如疮初生便有孔，不可覆其孔}，先以绿豆大艾炷灸之，勿令伤肌肉，如蒜焦，更换，待痛稍可忍，即渐放炷大，又可忍，便除蒜灸之，数不拘多少，但灸至不痛即住。若住灸后又肿又痛，即仍前灸之，直候不肿不痛即住。每患一个疮，或灸三百壮、五百壮，至一二千壮方得愈者，亦有灸少而便愈者。若患三五个疮，并须各各依法灸之，灸后不肿不痛则愈矣。男女同法。孙真人治石痈亦如此法灸之。石痈者，其肿发至坚，如石有根，故名之也。灸之石子当碎出，即愈。

此系当头用大蒜灸法，议论互见后竹马灸法中。

肠痈_二

孙真人治肠痈法云：肠痈之证，人多不识，治之错则杀人。其证小腹重而硬，以手抑之则小便如淋状，时时汗出而恶寒，一身皮肤皆甲错，腹皮鼓急，甚则转侧闻水声，或绕脐生疮，或脐孔脓出，或大便下脓血。凡有此证，宜速灸两肘尖各百壮，炷如绿豆大，则大便当下脓血而愈。依图取穴。男女同法。

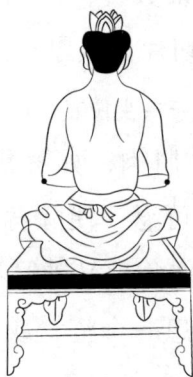

疔疮三

　　黄帝、岐伯、孙真人治疔疮法：疔疮者，其种甚多，初起皆一点突如丁盖子，故名之。发于手足头面者，其死更速，惟宜早灸。凡觉有此患，便灸掌后四寸两筋间十四炷，依图取穴。男左女右。

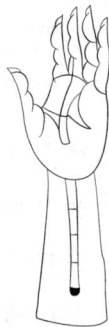

附骨疽四

　　黄帝、岐伯、孙真人治附骨疽亦如治疗疮法灸之。其附骨疽者，无故附骨而成脓，故名之。多发于四肢大节筋间，虚人及产妇偏发腿腿^①间。其候先觉痹重，或痹疼，或只烘烘然肌热，动摇不便，按之应骨酸痛，经日便觉皮肉渐急，洪肿如肥人状，多作贼风、风肿治之，因循多致死。凡有此患，宜早灸之，依疗疮图子取穴灸之，男左女右。

　　图子见前疗疮门。

皮肤中毒风五

　　张文仲、孙真人、姚和众治皮肤中毒风法：毒风之病，其候忽然遍身痛痒如虫啮，痒极搔之，皮便脱落，烂坏作疮。凡有此患，急灸两臂屈肘曲骨间各二十一炷。依图取穴。男女同法即曲池穴是也。

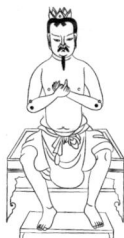

---

① 腿（bì）：同"髀"，大腿。

卒暴心痛六

甄权治卒暴心痛，厥逆欲死者，灸掌后三寸两筋间，左右各十四壮。依图取穴。男女同法。

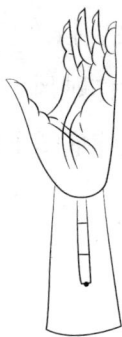

转胞小便不通七

葛仙翁、徐嗣伯治卒胞转小便不通，烦闷气促欲死者，用盐填脐孔，大艾炷灸二十一炷，未通更灸，已通即住。男女同法。

霍乱八

葛仙翁治霍乱已死，诸般符药不效者，云此法特异。起死回生，不在方药。大抵理趣精玄，非凡俗所知。急灸两肘尖各十四炷，炷如绿豆大。依图取穴。男女同法此灸穴与前项孙真人治肠痈穴同。

图形已见前肠痈门。

霍乱转筋九

孙真人治霍乱转筋及卒然无故转筋欲死者，灸足两踝尖各三炷，炷如绿豆大。转筋在股内灸两内踝尖，转筋在股外灸两外踝尖。踝者，即俗称脚块子是也。男女同法。

风牙疼十

葛仙翁、陶隐居治风牙疼不可忍，不能食者，灸足外踝尖三炷，炷如绿豆大，患左灸右，患右灸左。男女同法。

足踝，备载《明堂灸经》。

精魅鬼神所淫十一

华佗治精魅鬼神所淫，癫邪狂厥，诸般符药不效者，用细索并两手大指缚之，灸三炷，每炷着四处，半在肉上，半在甲上，一处不着则不验。灸之当作鬼神语，诘问其略，即解脱之令去，其人遂苏。依图取法。男女同法。

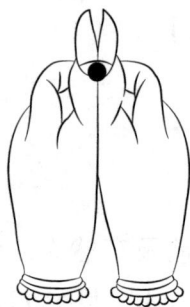

夜魇不寤十二

葛仙翁、陶隐居、孙真人治魇死法云：凡夜魇者，皆本人平时神气不全，卧则神不守舍，魂魄外游，或为强邪恶鬼所执，欲还未得，身如死尸。切忌火照，火照则魂魄不能归体。只宜暗中呼唤，其有灯光而魇者，其魂魄虽由明出，亦忌火照，但令人痛啮其踵及足大指甲侧即活痛啮即重咬，踵即脚跟也。皂荚末吹入两鼻亦良，经一二更不活者，灸两足大指上各七炷，炷如绿豆大，依图取法。妇人扎脚者，此穴难求，宜灸掌后三寸两筋间各十四壮，此穴即前项甄权治卒暴心痛穴也。各依前图取之。

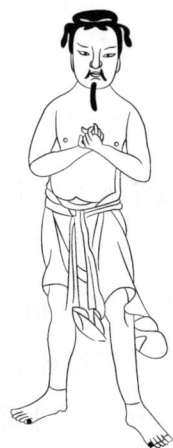

卒忤死法十三

扁鹊、孙真人治卒忤死法_{忤死，即今人所谓鬼打冲恶，}_{尸厥也}：急以皂角末吹入两鼻即活。若经时不活，急灸掌后三寸两筋间各十四炷，此穴即前穴甄权灸心痛者是也。图子见前。讫如身冷口噤者，灸人中三炷，炷如粟米大。依图取法。男女同法。

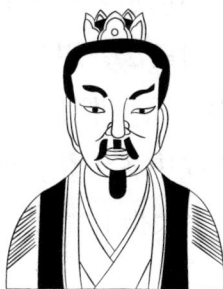

溺水十四

葛仙翁、孙真人救溺水死，用皂角末吹入谷道中皂角无，用石灰，但解开衣服，灸脐孔三五十壮，水从谷道中出即活。此法治溺水，经一宿犹可活。又孙真人云：冬日落水，冷冻身强直，口眼闭，尚有微气者，用灶灰一斗，锅内炒令暖，以布三五重暖裹热灰，熨其心头。灰若冷，可即换。熨得心暖气通，目转口开，以温薄粥令稍稍咽。仍依前法灸之即活。若不先熨暖其心，便向火炉逼之，则身中冷气与火气争即死，切宜戒之。

自缢十五

太仓公、孙真人救自缢死法云：凡救自缢者，极须按定其心，勿便截绳，当抱起解之。其心下尚温者，先用皂荚末吹入两鼻，用旧毡一片盖其口鼻，令两人用竹筒极吹两耳即活。又扁鹊法，用梁上细尘少许，入四个竹筒内，令四人各执一个，同时吹两鼻两耳，用力极吹。更灸手足大指横纹中各十炷，即活。依图取穴。如妇人扎足者，只灸两手大指上二穴。

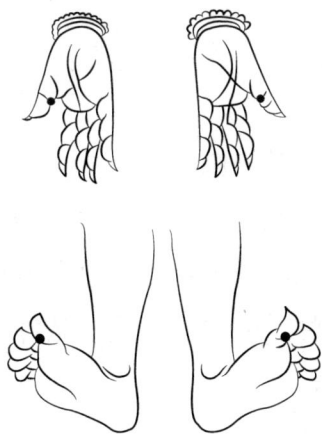

急喉痹十六

孙真人、甄权治急喉痹，舌强不能言，须臾不治即杀人。宜急于两手小指甲后各灸三炷，炷如绿豆大。依图取穴。男女同法。

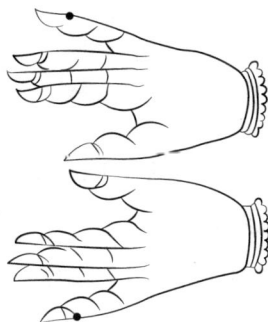

鼻衄十七

徐文伯治卒然鼻中血出不止病名鼻衄，用细索，如左孔衄缚右足、右孔衄缚左足各小指，两孔俱衄则俱缚两足各小指如妇人扎脚者缚膝腕。若衄多不止者，握手屈大指，灸骨端上三炷，炷如粟米大。依图取法。男女同法右衄灸左，左衄灸右。

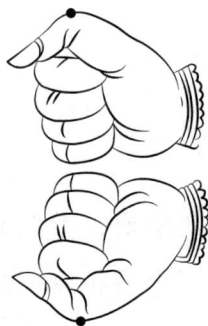

妇人难生十八

张文仲治横产手先出者，诸般符药不效，急灸右脚小指尖三炷，炷如绿豆大。如妇人扎脚，先用盐汤洗脚令温，气脉通疏，然后灸，立便顺产。

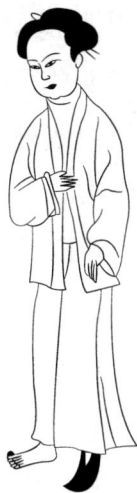

小肠气十九

孙真人、甄权治卒暴小肠疝气，疼痛欲死法：灸两足大指上各七炷，炷如绿豆大此穴即是前葛仙翁、陶隐居、孙真人治魇死穴也。依图取穴，灸之可即愈。

图子见前治魇死门。

一切蛇伤二十

孙真人治一切毒蛇咬法：急于新咬处灸十四炷，则毒不行。如无艾处，只用纸捻爇①之，极痛即止。

又夏月纳凉露卧，忽有蛇入口挽不出者，用艾灸蛇尾即出。如无艾火处，用刀或磁礠周匝割蛇尾，截令皮断，乃捋之，皮脱肉脱即出。

又方，割破蛇尾，入蜀椒三二颗即出。

治犬咬 廿一

岐伯、孙真人治凡犬咬法：即令三姓三人于所咬伤处，各人灸一炷即愈。

治狂犬所咬 廿二

孙真人治狂犬咬法：春末夏初，犬多狂狾②，其时咬伤人至死者，世皆忽之，不以为事。其被咬人则精神失守，发为狂疾。诸般符药治疗，莫过于灸。便于所咬处灸百炷，自后日灸一炷，不可一日阙。灸满百日，方得免祸，终身勿食犬肉、蚕蛹，食之毒发即死。又特忌初见疮较痛止，自言平复，此最可畏，大祸即至，死在旦夕。若被咬已经三四日方欲灸者，视疮中有毒血，先

---

① 爇（ruò）：烧。
② 狂狾（zhì）：形容凶猛。

刺出之，然后灸。

上诸灸法，皆救仓卒患难，所有人神血支血忌，及大风大雨，病人本命，并不避忌。务发敬信心，疾速检用，得此本能多多转授他人，庶几与我同志也。

骑竹马灸法

治发背脑疽，肠痈牙痈，四肢下部一切痈疽、疔疮、鱼脐、鬼箭、瘰疬等，或胸腹不测，风瘴肿瘤，紧硬赤肿，恶核瘰疬，发奶之属。先令病人凭几曲手，男左女右，看臂腕节中间，有一偃孔，令把臂相对者，以朱点定了有图在后第一。次用挺直其臂，如持弓之直，却见先来用朱点定偃孔处，正在臂节横纹上，就以篾自横纹贴肉量，至中指肉尖而止，不过指爪有图在后第二。次用屈中指，侧看中节有两斜横缝，就用篾压定截断，此是一寸，须量横纹各一，则乃各一寸也有图在后第三。次用竹杠一条，两桌子前后阁起，以毡褥被帛等藉定令稳，令病人脱去衬衣，解开裤带，骑定竹杠，用身壁直，靠尾闾骨坐于竹杠上，两足悬虚，俱不要着地，悬身正直，要两人左右扶定，勿斜侧僵曲，要以尾闾骨正贴在竹杠上，却就竹杠上，用初头自臂腕量至中指肉尖竹篾子，自尾闾骨量上背脊之心，尽其所压之篾而止。却用前所压横纹二寸则子横安篾尽处，用朱点定两头是穴，相去各一寸也有图在后第四，各灸五壮或七壮，艾炷及三分阔，以纸轴艾作炷，十分紧实方可用。壮数不可灸多，不问痈生何处，已破未破，并用此法灸之，无不安愈。盖此二穴心脉所起忽遇点穴近疮，或正在疮上，不问远近，只要依法灸之，切莫生疑，凡痈疽只缘心火流滞而生，灸此二穴，心火即时流通，不过三日可以安愈，可谓起死救危，有非常之功，屡施屡验。盖《素问》云：诸痛痒疮①，皆属于心。又云：荣血不调，逆于肉理则生痈疽。荣者，血也。卫者，气也。心能行血，心既留滞，则血为之不行。故逆于肉理而生痈肿。灸此二穴，心火调畅，血脉自然流通，胜于服药多矣。灸罢谨口味，戒房事，依法将理。

依前法一灸七壮了，经半日许，灸疮内流水甚多，觉火气游走，周遍一身，蒸蒸而热。再视正疮釁②肿，已消减五六分矣，至第二日五更，艾火盛行，咽喉焦枯，口舌干燥，小便颇涩，四肢微汗，略觉烦燥，当是艾火流通使然。遂投乳香绿豆托里散方在后两匙头许，专防托毒气不入心，及国老膏一服方在后。良久，诸证渐渐释去，视其疮肿釁已消，第三日果安愈矣。但灸疮釁发异常，如虫行状，流清水，四五日方定，此诚可谓活人良法也。仍服五香连翘汤方在后，此以疏散郁毒之气，甚则转毒散方在后，或矾③黄丸以防毒内攻方在后。更在识轻重缓急，分阴分阳而服药。或胶醋熨散，或膏

---

① 疮：原文无，据《素问·至真要大论篇》补。
② 釁（xìn）：原作"釁"，义为裂缝。
③ 矾：原作"凡"，据后文改。

药涂贴，如外科常法治之醋熨法在后。

先曲手，看臂腕节中间，有一偃孔，便是臂节横纹端的中心，令对坐，把臂之人以朱点定。

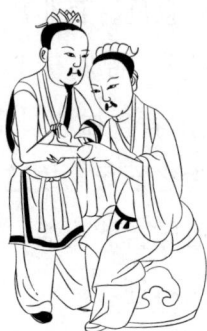

第一图形

次用挺直其臂，如持弓之直，却见先来用朱点定偃孔处，正在臂节横纹上。就以竹篾自横纹贴肉量，上至中指肉尖而止，不过指爪。

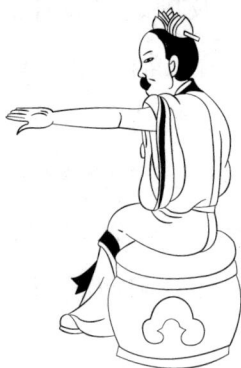

第二图形

次用屈中指侧看中节屈处，有两斜纹，此是量寸法所用。两头各一寸之，则以薄篾量二寸，折断篾。

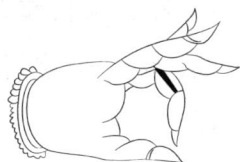

第三图形

次解衣裤等，用身壁直，靠尾闾骨坐于竹杠上，两足悬虚，俱不着地，要两人扶坐，以尾闾骨正贴在竹杠上，却就尾闾骨上，用初头竹篾子，量上脊背之心。盖所量之篾而止，用朱点定了，却用前所量二寸则子横安点处，两头是穴。

次用纸轴艾，令实切为艾炷，身壁直坐，即安艾炷，难安时微用津唾占粘之。略才曲身，其穴便差，切不可曲身。

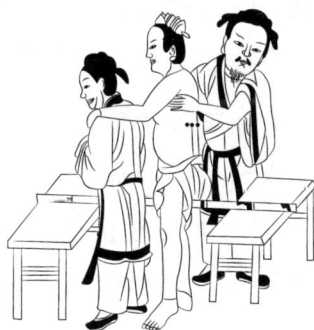

第四图形

江西传得元本云：余既躬获异效，深愿家家自晓，人人自理，不陷枉亡，亦仁人之用心也。每恨婴此疾者，轻委庸人，束手待毙。余目睹耳闻，不知其几人矣。此灸法流传数十载，但人每意其浅近而忽之，且以其灸法之难，或疑而已之。今亲获异效，寻穷其原，如秦缓视晋侯之疾，确然知其在肓之上膏之下。然攻达之难，药石所不至，寥寥千载，至唐而孙真人出焉，始洞彻表里，垂法万世，以膏肓穴起人之羸疾，世皆称验。惟痈疽之酷，方论甚多，皆不保其全活。今予发明骑竹马灸法之良，其殆孙真人发明秦缓膏肓之绝学，庶几脱人于虎口之危，而奔人之急，当如拯溺救焚也。膏肓之灸，固为良法，痈疽之灸，尤为效验。膏肓但能灸背穴于未危之先，而骑竹马灸实能脱人之危于将死之际，故不得不委曲而备论之。盖此二穴正在夹脊双关流注之所。凡人荣卫周流，如环无端，一呼脉行三寸，一吸脉行三寸，呼吸定息，脉行六寸，一日一夜一万三千五百息，昼夜流行，无有休息，故一日一夜脉行周身，共计八百一十丈。此即平人常经之数，唯痈疽之疾，血气流滞，失其常经，况人一身荣卫循度，如河水之流，其夹脊双关乃流注之总路，如河之正道也。皆自尾闾穴过，又复通彻百骸九窍大络，布达肤腠，无所不周。《灸法》云：凡痈疽只缘心火留滞。《素问》云：诸痛痒疮，皆属于心。又云：荣血不调，逆于肉理则生痈肿。今此二穴所以为效者，使心火通流，周遍一身。盖妙在悬一身骑于竹杠之上，则尾闾双关，流注不得。俟灸罢二穴，移下竹杠，其艾火即随流注先至尾闾，其热如蒸，又透两外肾，俱觉蒸热，移时复流足涌泉穴，自下而上，渐渐周遍一身，奇功异效盖原于此也。且遍搜百家议论，皆以痈疽发背之患为最惨，如治法则专以当头灼艾为先，倘一日、二日、三四五日灼艾者，尚不保其全活，至十日已后，虽当头灸之无及也。然此法似未尽善，惟骑竹马灸法，虽经日危甚，不问痈生何处，已破未破，一例灸之，无不全愈。此法最为简易，而效验异常，真神仙垂世，无穷之惠也。但恨得之之晚，慨念平昔，睹其长往者，哽然在念，今遇此良法，躬获大验，岂敢私秘，欲广其传，冀同志之士，见而勿哂。或好生君子，转以济人，其幸尤甚。

又云：余三十余年，每见患痈疽发背之疾甚多，十中仅得一二活者，惟是着灸早，则犹有可治之理。倘始末不能灼灸，则疮势引蠹，内攻脏腑，甚则数日而至于不救。要之富贵骄奢之人动辄惧痛，闻说火艾，嗔怒叱去，是盖自暴自弃之甚者。苟不避人神，能忍一顷之灸，便有再生之理，自当坚壮此心，向前取活，以全肤体，不致枉夭，岂不诚大丈夫欤。

又云：痈疽发背，要须精加审度，疗之于未危之先，庶收万全之效。勿以势缓而忽视，勿以势急而怆惶。其势既见，不问其他，便先要隔蒜当头灸之，使毒发越于外，则不致内攻杀人之速也。其患处当头得灸，便成疮口，良久火艾既透，则疮口滋润，或出恶水，痛势亦定，兼服五香连翘汤。纵使未能顿减，其势亦少缓矣。更以骑竹马法灸之，则随即见效。若得疾已过七日，则不须用蒜当头灸之，只用骑竹马法灸之，仍服五香连翘汤，甚则转毒散，立见功效。此所谓要识轻重缓急也。

又云：余亲以灸法灸人甚多，皆获奇效。如遇灸穴在所发之疽相近，则其灸罢良久，便觉艾火流注，先到灸处，其效尤速。若离所发疽边，则不甚觉其火气流注，灸疮亦发迟。然痈疽在左，则左边灸疮先发，在右，则右边灸疮先发。盖艾火随流注行于经络使然也。灸者宜预知此意，不须疑惑，但要依法灸之，使毒散越，不致内攻，便有向安之望。

又云：尝究痈疽之作，皆积微而至著。及其热之骤也，如山源之水，一夕暴涨，不能小决使导，乃筑塞之，势则大决，伤人必多矣。势既奔冲，治之宜急，苟徒以猛烈之药，外涂肌肉，闭塞毛窍，使毒气无所从出，是谓闭门捕贼，必有伤主之害也。法当自外以火艾引泄毒气，然后分阴阳而服药可也。分阴阳服药说，备载绍兴官库所刊李迅与明州医家所刊李世英《痈疽方论》。

绿豆乳香托里散方 托毒气不入心

绿豆粉一两　乳香半两

上为末，和匀，生甘草水调下。

国老膏方 使毒气不入内

甘草大者二两，细锉，长流水浸一宿，揉令浆汁浓，去尽筋滓，再用绢滤过，银石器内慢火熬成膏，以瓷器收贮

每服一二匙，和酒调服，白汤调下亦得，微利为度。

五香连翘汤方 疏散郁毒之气

木香三分，不见火　沉香三分，不见火　连翘全者，去蒂，三分　射干三分　升麻三分　木通三分，去节　黄芪三分，拣无叉附者，生用　丁香半两，拣去枝，不见火　乳香半两，别研　大黄微炒，半两，锉　甘草半两，生用　麝真者，一钱半，别研　独活三分，买老羌活用　桑寄生三分，难得真者，缺之亦可

上十四味为粗末，和匀，每服三大钱，水一盏，煎至七分，去滓服。并滓煎，用银器煎药，入银一片，同煎亦得。

转毒散方 利去病根，不动元气

车螯 紫背光厚者，以盐泥固济，煅通红，候冷，净，取末，一两　甘草 一两，生用　轻粉 半钱

上一处为细末，每服四钱匕，浓煎瓜蒌一个，去皮，煎酒一碗调下，五更服，甚者不过二服。

矾黄丸方 专托毒，不攻内

白矾 一两，为末　黄蜡 半两，溶开，和白矾末

上旋为丸，如绿豆大，每服五十丸，用温酒和些煎熟麻油送下，不以时候。

醋熨法 未成脓熨之则散，已成脓熨之则出

牛皮胶，铫中略入水溶释，摊刷皮纸上，中心开一圆窍，如此作数片，却以胶纸贴疮上，就以窍子出了疮头，以出毒气。用好酽醋，以小锅煮在面前令沸，用软布手巾段两条，蘸醋更互熨之 用竹夹子夹上。须乘热蒸熨数百度，就胶纸上，团团熨不住手，纸破再换。如痒愈熨，切不可以痒而止。如有脓从窍中流，更自熨，歇落，熨三五日不妨时暂歇。熨时更以好拔毒膏药贴之，

仍出窍子以泄毒气，其熨时直候疮上有血水来，痒止痛止，然后住熨。或要住熨而胶粘于背，可煎贯众汤，洗之即脱。一面熨了，一面看阴阳证，随证用药。

此法甚简，而功甚大，委有神验，切不可忽。酽醋，即米醋也。

鹭鸶藤①酒

李氏方云：病痈疽人，适有僻居村疃，及无钱收买高贵药材，只得急服鹭鸶藤酒。不问已灸未灸，连服数剂，并用盦②法方在后，候其疽破，即以神异膏方在李氏集验背疽方论贴之。亦屡用取效应。发眉发颐发背，但是肿发，尽量多服，无不取效，前后用此医田夫野老，百发百中。

《苏沈良方》云：鹭鸶藤，一名忍冬草，叶尖圆，蔓生，叶背有毛，田野篱落，处处有之。两叶对生，春夏开，叶梢尖，面色柔绿，叶微薄，秋冬即坚厚，色深而圆，得霜则叶卷而色紫，开花极芬芳，香闻数步。初开色白，数日则变黄，每枝黄白相间，故一名金银花。花间曳蕊数茎如丝，故一名老翁须，一名金银股。冬间叶圆厚，似薜荔，故一名大薜荔。花气可爱，似茉莉、

---

① 鹭鸶藤：即鹭鸶藤，金银花的别名。
② 盦（ān）：覆盖。

瑞香辈。古人但以为补药，今以治疽奇验。

鹭鸶藤_{嫩苗叶五两，不得犯铁器，用木槌槌碎} 甘草_{一两，生用，}

_{锉为粗末}

上二味同入瓦器内，用水二碗，文武火缓缓煎至一碗，入好无灰黄酒一大碗，同煎十数沸，滤去滓，分为三服，微温连进，一日一夜吃尽。病势重者，连进数剂。既云可作补药，必然无虑伤脾，服至大小肠通利为度。

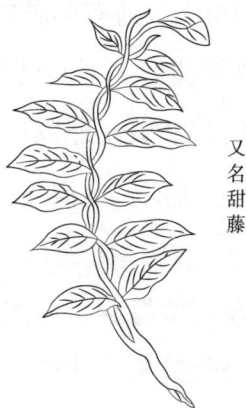

又名甜藤

鹭鸶藤图形

盒散痈疽法

鹭鸶藤，取叶不拘多少，入砂盆内烂碾，入无灰黄酒少许，调和稀稠得所，涂盒患处四围，中心留一大穴，以泄毒气，早晚换盒，不可间断。

治头脑上痛肿， 川芎通气散

天花粉_{洗净，为细末}　川芎_{不见火，为细末}　穿山甲_{头项上甲，}
_{炒为细末}

上等份，每服五钱，重用瓜蒌一个，取子并肉研
细，入无灰黄酒一碗，浥之，滤去滓，重汤煎熟，却将
此酒来调药，食后稍空服，连进数剂，并用前方鹭鸶藤
酒，每碗加川芎末三钱，重调下，与通气散更互服之。
及急剃去发，用前方盒法。大凡痛疽服药，须是作急连
进，方能救疗。

竹阁经验备急药方

石氏常服治头风乌辛茶

川乌一只，生，去皮　高丽细辛二钱　茶芽二钱

上呓咀，作三服，每服水两大盏，姜十片，煎至七分，临发后连进，或呕痰即愈。

近见桃溪居士刘信甫所刊《事证方》中，有麝香散、茶芽汤，大略相似，但用川乌、草乌不同耳。近时川乌既难得，今并载以资速办。

麝香散

治头风及偏正头痛，夹脑风连眉骨、项颈、彻腮顶，疼痛不可忍者，累有神验。

草乌二两，用大者，炮裂去皮尖，锉如豆大，入盐炒黄色　高丽细辛二两，锉　草茶四两，略研

上三味共为细末，每服一大钱，入麝香少许，蜡茶清调下。

茶芽汤

治偏正头疼，恶心呕吐不止者。

生草乌_{半两，去皮尖} 高丽细辛_{半两} 茶芽_{一两}

上为粗末，每服四钱，水二盏，熳^①火煎至六分，去滓温服，一服取效。

小托里散

顺气进食，排脓去毒。

香白芷 山药 白蒺藜 桔梗 栝楼根 甘草

上等份，共炒为末，每服二大钱，北枣一个，生姜三片，水一盏，煎至六分，空心服。

人有患痈疽者，每以十补托里散为第一药。然数年以来，人参与银同价，当归又数倍之，非富贵之家安得入口？偶得此方，颇便贫者，本出《刘涓子鬼遗论》。余幼子八九岁时，右腿因闪肭生脓，不□^②针砭，曾服有效。

----

① 熳（màn）：疑为"慢"。

② □：此处缺一字。

瓜蒌酒

治一切痈疽。

大甘草半两，为粗末，生者　　没药二钱半，研　　大瓜蒌黄熟者一个，去皮，连子切碎，俗所谓杜瓜是也

上三件，用无灰酒三升，熬至半碗，放温服之，再进不妨。欲大便略通，加皂角刺七枚同煎。

此治腋下忽有硬核，壅肿不可下臂，久则生脓，及妇人奶痈，男子便毒，最验。瓜蒌最通乳脉，妇人有奶乳不通者服之，乳至如泉。

治腿髀间生肿毒，名曰便毒

大甘草　　地榆　　地骨皮一名枸杞，其根即是，取生者，洗去泥，用之尤验

上三味等份，锉了和匀，分作三服，每服水一碗，煎至七分。先将生乌豆一掬，嚼细围疮四边，令周匝留疮口，用大葱白槌扁，与疮长短相似，安于疮口上，煎药熟，即将药滓乘热覆盖于乌豆及葱白之上。将手护定，恐药滓撒落，仍乘热服药。却将第二服药候药熟，即扫去前药滓及葱、豆，别嚼豆，用与葱白如前法。第三服即就药滓用片帛缚定，坐卧任便。其疮未结者立消，已结者易

破，已破者疮口易合。须空心连服三次，神验。

治髭痈

人有摘须误断，忽须根赤肿生脓，甚者杀人。
取桑树上耳，烂嚼盦敷一夜，须根可出，肿亦退。

治紫癜风

榆树皮烧存性，细研为末，糟茄蘸擦，一二次即除。

治脱囊

曾有小儿发热作惊，啼哭不已。视其外肾，则红肿囊皮脱去，曾用之神验。

朱陵土此是烧人地上赤土，约是人尸腰间所临之处，不拘多少，取研为细末

上用水调，鹅毛刷付①，土干，则嫩肉已生于里矣。

治喉闭， 脓血胀塞喉中， 语声不得， 命在须臾

用真鸭嘴胆矾为细末，将箸头卷少绵子在上，先

①　付：通"敷"。

在米醋中打湿，然后蘸前药末，令人撑患人口开，将箸头药点入喉中肿处，其脓血即时吐出，所患即愈。如不能开口者，只用生姜一块如栗子大，剜一小孔，入巴豆肉一粒在内，更用麻油小半盏，安沙盆中，将生姜磨尽为度。竟以姜油灌入喉中，即时吐出脓血，其效尤速。若喉中未生毒，方觉难进食，便以叶下红叶同甘草少许，入蜜些子，并皆烂捣如泥，用绵子裹如圆眼大，外以线系定，令线要长，直入喉中，以风涎出尽为度。

胆矾绝难得真者，只用薄荷一握，皂角一挺，同捣，真汁滴入即破，尤为简便。

治汤火所伤

酽米醋，将多年旧窗纸蘸湿，轻轻贴其上，自然肿消。

治蚨蝼叮

山上蕨其叶，不拘多少，烧存性，研细末，轻粉麻油敷。

治一切毒蛇所伤

于所伤处先用头绳缚定，不可令毒气流行，急用香白芷半两研细末，以麦门冬洗净，连根叶浓煎汤，调前药末服之。却急讨笆杨叶一小篮，烂捣。又加生姜二十文，再捣如泥，将酒一碗许逗起，绞取药汁两碗，先将一碗更入酒半碗许，令热和药汁一碗服之。其淬盦所伤处，外以绢帛缚定。如过一二时，如前法再服一碗，不三四遍即愈，屡用有功。

治眼目暴肿， 疼痛出血

春夏之月，人患此者，谓之天丝毒，治法最不可不审。余居江之南，有小儿忽两眼肿起，疼痛出血，或令赎药局中眼药熏洗者，径成青盲。旁复有一人如此，遇田夫相教，曰：我有一草药，正治此证。亟取而用之，毒涎从口中流出，次日即平复。

茧漆树叶_{不拘多少，捣烂成胶，和面和眼壅洗，仍却以淬汁盦眼上}

鹰鹘鹳鹤之类，春夏多食毒蛇，抛粪空虚，间或悬在树梢，遇风飘扬，细如丝尘，人有当之者，则为天丝毒。此方固尝传得，今始信为神妙。

治肾脏风

凡阴囊湿痒，臂腕髀旁、指缝肘头生疮，搔起白花，不可住手者，皆此证也。

旌德草乌<small>四两，不去皮</small>

上分作四堆，每堆入盐一两，先取河水一碗<small>不要江溪井水</small>，却将第一堆同水入铫内煮干，又将河水一碗，入第二堆同添，再煮干。又将河水、草乌如前法，至第四堆候水干<small>次第煮者欲要生熟得宜</small>，取出切片子，先用麻油少许抹铫内，却将草乌片炒黄色，地上出火毒，研为细末。又入好土朱一两，米醋糊为丸，如梧桐子大。每服四十丸，空心食前酒下。如觉麻人则减丸数，不觉麻人则增丸数。尽此一料，则疾去矣。

治小儿误吞铜钱入腹者

羊胫炭<small>即炭中极小坚硬，掷地有声者</small>

上为细末，米饮调下。少顷，炭即裹钱随粪出来，累有神效。亦治诸般鲠，及小儿误吞棋子者。

治久患脾寒，寒热不已，或一日，或间两三日，或半年，或三年者，无不克验

朴硝二钱，用乌盏于火上镕释

上用热酒一盏，候朴硝释时，倾在酒内，乘热于当日身上寒凛凛发作时服之。斗发一次，更不再作。

治男子、妇人小便卒不通方，妊妇有临月患此者，累得效

裹茶蒻一两，烧灰存性，研　滑石半两，细研

上同碾匀，每服一二钱，用腊茶少许，沸汤点入生麻油二三滴服。

治一切发背痈疽，延开不已，须用围住方

台乌研为细末

上用蜜水调，敷四边，早晚换敷，则毒肿不开，旋敛于中，其效捷甚。

治一切赤肿疖毒，初发便贴，无有不散

黄头浆粉炒十分黑色，一两　黄柏皮半两，炙

上为细末，用芭蕉油调敷东阳陈氏专施此药。

治一切疮疖，已溃未溃皆可贴

五倍子一两　白矾二钱

上为细末，用井花水调敷。

治下血不止及肠风脏毒败证，灸法

量脐心与脊骨平，于脊骨上灸七壮，即止，如再发，即再灸七壮，永除根本。

治噎疾灸法

脚底中指中节，灸七壮，男左女右。

治男子遗精白浊，起止不可者，灸法

先点丹田穴，更向上去些小，灸七壮脐下一寸为丹田。

治汤火所伤， 又神验于前者

或用灶底黄土，或用无名异，皆为细末，用冷水调敷，痛即定。无瘢痕，人家尤易取办。

治一切嗽疾， 不问新旧， 熏喉法

款冬花_{约一分}　鹅管石_{约一分}　雄黄_{约一分之半}

上为极细末，用无雄乌鸡子清调_{头次生下者是无雄}，次将白纸一方，以所调药刷一半候干，卷成小筒，将一半无药处捻定，于无灰火上烧浓烟，直安入近喉处，闭口使烟气冲入。觉必要嗽，须略忍住。便以冷茶清呷数口_{此用先办}，随即哕出痰数口，无不瘥者_{闭口熏烟时更记牢，捻鼻孔，莫令出烟}。

治脚气风湿气贯法， 四肢疼痛

四味理中汤，去人参，加红曲，为细末，热酒调服。

治臂痛指弱， 此由伏痰在内， 中脘停滞， 四肢属脾， 脾血相抟， 茯苓丸

赤茯苓一两　　半夏三两　　枳实半两　　风化朴硝一分

上为细末，姜汁糊为丸，梧桐子大，每服三十丸，姜汤下。余以前红曲理中汤并下，效尤速。

治髀间发肿， 此因败精滞气， 加以阴湿， 名曰髀毒。 及肾痈未散， 自腰以下， 一切肿毒咸治之

焰硝一钱重，通临安买盆硝有锋芒者，草店中味咸者不可用

上为细末，用热酒调，极空心服之。放微温，不可太温，不可便吃热食，恐作吐，觉小便微疼时，是毒从小便出去，一溺便安。觉未退，再进一服，无不效者。毒作而肿甚如蒸饼大者，亦泄去。且不用破，又不动元气。士大夫有服之累效者。

治从高坠下， 撷扑闪肭， 专能散血疏气

黄熟茄种连皮肉薄切，红瓦上焙干，入糖氅收贮。临时研为末，入乳香少许，酒调下，能饮者以醉为度虽气欲绝者，急擘牙灌入。

治刀伤竹木刺破， 专能止血定疼

三叶豆，又名蘅①客笼，五六月采取，晒干为末，掺患处。

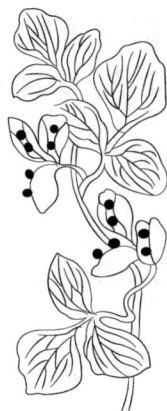

近秋方生子，叶厚若有微毛，大率似柿叶，与篱豆、猫儿豆相似而非，不可误用。

此二方桃源张寺丞面授，累试有效，不可忽之。

治赤眼及睛疼多泪、 暴赤肿者一宗方

宣药：雄黄解毒丸，量虚实下。贴药：蛇莓草春间生红莓子，不可食者，洗净捣烂，摊青纱上，盦眼如冰。

---

① 蘅（háng）：同"衡"。

又泡真北枣，取肉，渗以脑子，或薄荷煎，贴太阳，亦并用青纱体衬如当三钱大。搐鼻药：郁金、真焰硝各少许，略入脑子。洗药：四物汤加防风、黄连、杏仁、赤芍药。服药：三黄散，用黄芩、黄连、赤芍药、龙胆草、大黄、汉防己、木香等份，为细末，食后温酒调下。点药：带皮生姜一块，鍮①箸荡成小穴，入蜜搅匀点之。盖血得热则散，专用脑子，医家所忌。虚证者当先补肾，别有方法。

贴一切肿毒， 凡欲结痛疖之未成者

用酸米醋一盏，皂角一条，锤碎同煎至七分，以成片牛皮胶，同浸碗碟中令软，随大小贴赤肿上。

治腰疼， 甚至不可抬举者

名委中穴。

两脚曲腘内褶缝中间，寻两筋之中取穴，两脚齐灸三壮，即愈。仍倚物立定，取穴并灸。若痛发时灸尤验。

---

① **鍮**（tōu）：黄铜矿石。

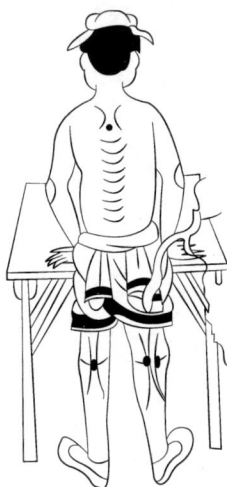

治风蛀蚛①牙

　　篱上雀梅藤，收于刀上，取油沥，将小白螺窠惹湿成丸，塞患处，一塞一定。

治奶痈

　　车螯壳

　　上烧成粉，为末，米饮下，生用尤妙。

---

① 蚛（zhòng）：虫咬。